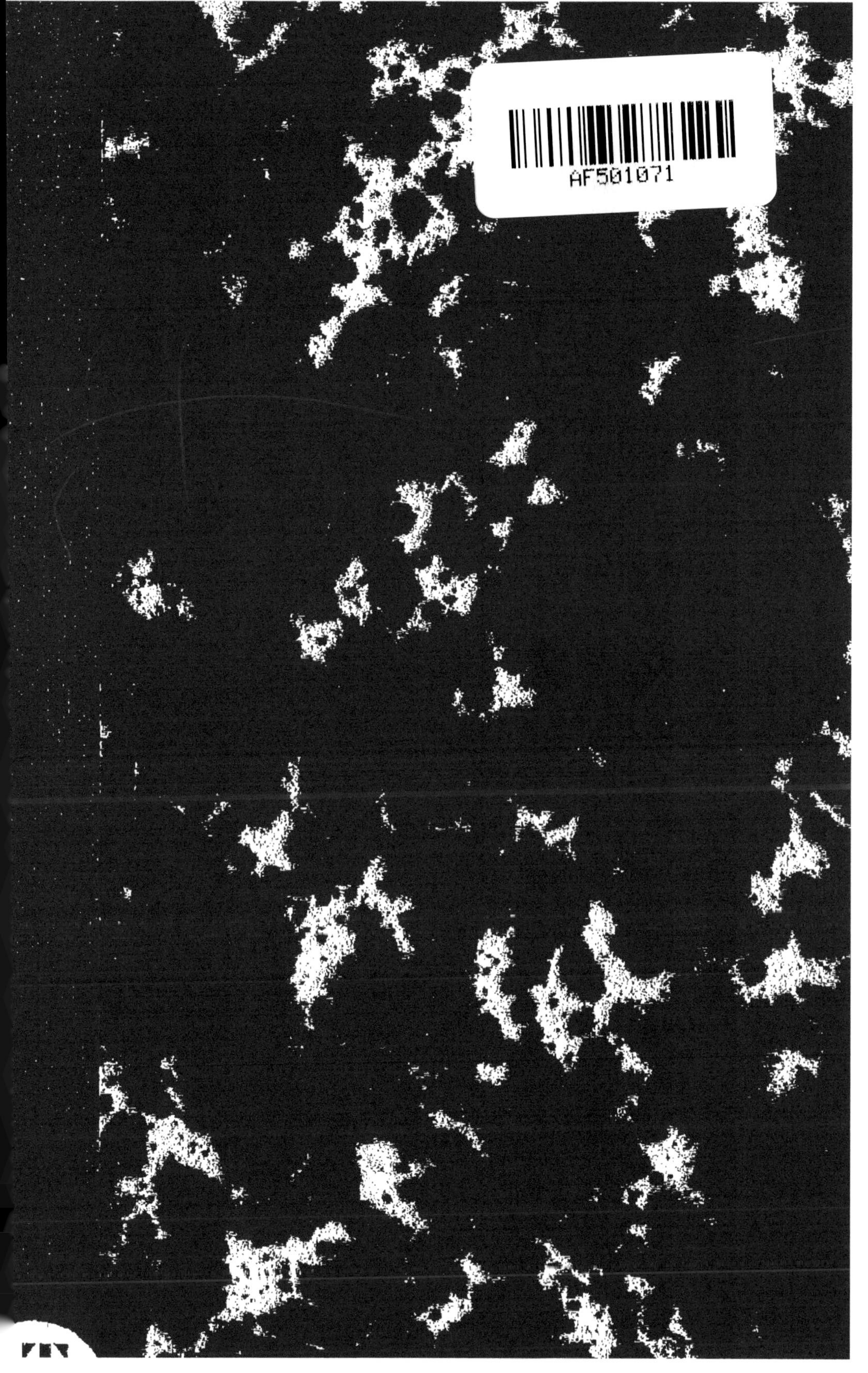

OBSERVATIONS

SUR

L'ACTION PHYSIOLOGIQUE

DU CAFÉ,

SELON SES DIVERSES TORRÉFACTIONS,

PAR OFFRET,

PHARMACIEN A NANTES.

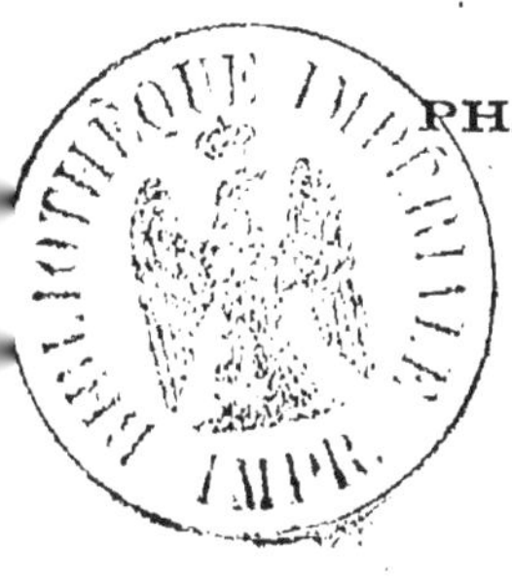

NANTES,

IMPRIMERIE DE VINCENT FOREST ET ÉMILE GRIMAUD,

PLACE DU COMMERCE, 1.

1862.

OBSERVATIONS

SUR

L'ACTION PHYSIOLOGIQUE DU CAFÉ.

Ayant été frappé, en 1849, ainsi que quelques médecins, de l'effet que produisit sur moi l'emploi du café, selon ses diverses torréfactions, j'en ai renouvelé plusieurs fois l'observation depuis cette époque, tant sur moi que sur mes élèves qui ont bien voulu s'y soumettre : et les faits observés en 1849, ont été les mêmes.

Partant de ce point, et ayant à cœur d'aider la science, comme peut-être de découvrir un agent thérapeutique capable d'apporter un calme à nos souffrances, j'ai fait part de mes observations à des médecins, désirant ardemment que des personnes compétentes vinssent les approuver ou les réfuter.

Quelque prévenues qu'elles fussent contre, elles ont été forcées de se rendre à l'évidence, et c'est le fruit de mes observations et des leurs que j'ai l'honneur de soumettre à votre appréciation.

Dans le mois de juin 1849, j'eus à préparer, pour un de mes clients, de l'extrait aqueux de café dont il voulait faire usage pour remplacer le tabac.

Je torréfiai donc mon café et en fis deux préparations ; l'une alcoolo-aromatique et l'autre, la partie extractive, résidu de la distillation que je concentrai en consistance de suc de réglisse mou, et j'en livrai une partie à mon client.

Désirant utiliser l'extrait de café qui me restait, j'en fis dissoudre tous les les jours de 75 centigrammes à 1 gramme dans un peu d'eau, et m'en servis comme boisson alimentaire, le matin, coupé avec du lait.

Au bout de trois semaines, j'éprouvai les symptômes suivants, trouble de la vue et constriction légère à la gorge : mais ne pensant nullement devoir les attribuer à l'extrait de café, j'en continuai l'usage et augmentai plutôt la dose que je ne la diminuai.

Un mois après, la série des symptômes de narcotisme se décéla avec une telle rapidité, que je fus forcé de recourir aux conseils de médecins. Ainsi : dilatation de la pupille, à ne pas pouvoir distinguer l'heure à ma montre, constriction à la gorge, sécheresse des lèvres et de la langue, suppression de la sécrétion salivaire, voix rauque, douleur aux nerfs temporaux et à l'occiput, somnolence irrésistible, absence parfois de l'intelligence et surtout de la mémoire, diurèse claire et incolore, prostration complète, commencement de gonflement œdémateux général.

Enfin je montai dans ma chambre et descendis sans savoir ce que je faisais.

On fut vite chercher un médecin qui me saigna, on m'appliqua des sinapismes aux extrémités, et le lendemain les accidents étaient enrayés : il ne me restait plus qu'un peu de prostration, et à l'aide de quelques jours de diète et de repos je me retrouvai dans mon état normal.

Plusieurs de mes amis, médecins, me questionnèrent et soutinrent que j'avais pris quelque narcotique, soit *opium, belladone, jusquiame* ou tout autre succédané ; je leur affirmai que *non*, et que je n'avais fait usage que de cet extrait de café.

Par prudence, ils m'engagèrent à m'abstenir entièrement de café noir et de *tout spiritueux*. Je leur répondis que je ne faisais usage que d'eau à mes repas, sachant qu'il y a incompatibilité complète entre les spiritueux et toute position sédentaire.

Depuis cette époque, j'abandonnai complétement le café noir et ledit extrait, et pour ne pas avoir la faiblesse d'y toucher, je le jetai,

En octobre 1855, forcé par les circonstances de travail, je me remis à l'usage du café que me préparait la bonne, mais son administration n'entravait pas mon sommeil.

Je torréfiai moi-même mon café, j'y procédai dans un moulin, à un feu vif d'abord, pour chasser la vapeur aqueuse, puis à une chaleur douce et prolongée, de manière à atteindre la couleur *noyer* peu foncé : la torréfaction du café demande beaucoup plus de soins qu'on n'en apporte généralement, et son effet excitant est complétement dû à la conservation de son essence qu'une trop grande chaleur détruit.

Je fis usage de ce café à la dose de 30 grammes pour 200 gram. d'eau bouillante en vase clos, j'en prenais la moitié à onze heures du soir, et pouvais travailler jusqu'à deux heures du matin sans me trouver nullement fatigué, quoiqu'étant toute la journée sur pieds : je prenais l'autre moitié dans l'après-dîner.

Voulant aussi me rendre compte de l'effet du marc de café peu torréfié, je fis la décoction du marc seul et me l'ingérai pendant huit à dix jours consécutivement, je fus atterré de la coïncidence frappante qui existait entre ces effets et ceux que j'avais éprouvés en 1849, au point que ma parole était embarrassée, je me sentais un malaise que je ne pouvais m'expliquer, et j'ai enrayé complétement cet état de prostration par l'infusion du café *peu torréfié*. Ma conviction est évidemment, et les faits physiologiques le constatent ainsi que les faits chimiques que je démontrerai, que : dans le café, il y a deux principes diamétralement opposés, l'infusion première renferme du tannin, une partie de la caféine avec l'huile volatile à qui est due sa propriété excitante, puis le décocté du marc renfermant le *tannate de caféine*, en plus ou moins grande quantité, selon la torréfaction plus ou moins avancée.

J'ai observé que l'emploi du café très-torréfié produit l'effet des narcotiques à petite dose, surtout de la belladone, c'est-à-dire de produire des gaz intestinaux, de faciliter les sécrétions alvines et par la continuation, une démangeaison irrésistible à l'anus et à la peau : faits que je n'ai nullement observés dans l'usage du café *peu torréfié*, quoique j'y aie apporté toute mon attention.

Je crois que le café noir, *dit des amateurs*, avec l'huile volatile pyrogénée peut donner lieu aux mêmes accidents que les spiritueux et c'est surtout dans la classe aisée, qui connaît les fâcheux effets des spiritueux et qui, calculant plutôt le goût que les effets de cette *liqueur,* croit marcher d'un pas assuré dans l'administration du café noir, que ces déceptions surgissent.

J'ai observé qu'il y a dans le café trois degrés de torréfactions, et trois effets différents :

1° Peu torréfié, son effet se produit sur les muqueuses et je ne connais pas de meilleure médication que son emploi à la dose de trois et quatre tasses par jour dans les rhumes et les bronchites à leur début, l'on diminue ensuite la dose quand l'amélioration est prononcée, pas de tisane, pas de sirop, rien autre chose, le sommeil et l'appétit sont très-bons.

2° Plus torréfié avec l'obtention de l'huile volatile *non pyrogénée*, son effet se produit sur le système nerveux, contraction dans les membres, légère raucité dans la voix : dans les rhumes, il ne convient pas à beaucoup près, comme le premier, en raison d'une plus grande quantité de gallate de caféine qui passe à l'infusion.

3° Plus torréfié avec l'obtention de l'huile volatile *pyrogénée,* son effet se produit sur le système sanguin, et j'ai la conviction que son usage donne lieu aux affections goutteuses, à des battements de cœur et à une raideur et difficulté dans la marche et les mouvements, et aussi à une plus grande sécrétion lacrymale, ce que l'on appelle chez les personnes un peu âgées et en faisant usage : la *larme à l'œil,* au point qu'elles sont obligées d'avoir le mouchoir à la main pour s'essuyer les yeux, surtout quand il fait froid et qu'elles sont exposées à l'air : le lait en atténue les fâcheux effets. Comme antidote des narcotiques, je préfère l'emploi du café peu torréfié et je crois que ses effets sont plus prompts et plus sûrs.

Voici l'effet que j'en ai obtenu : je me suis soumis à l'intoxication par l'acide carbonique en me renfermant dans mon petit salon pendant toute une nuit et y torréfiant du café avec de la braise de boulanger. Le lendemain matin, j'ai été pris de nausées, vomissements, d'une hémicranie atroce, de douleurs au nerfs temporaux, ainsi qu'à la nuque, d'une sensibilité telle au larynx que je ne pouvais pas supporter le nœud de ma cravate, d'une aphonie presque complète, vu l'inflammation très-grande de la glotte. J'ai pris l'infusion de 20 grammes de café peu torréfié, pour voir si je pourrais déjeûner, j'ai peu mangé, l'hémicranie et la douleur au larynx ont bien diminué ; à quatre heures et demie, nouvelle infusion, j'ai bien dîné, je ne me ressentais plus de rien, sauf l'aphonie, en raison de la nécessité de parler. Le sommeil a été très-bon, sans pesanteur, le lendemain aphonie moindre, sans douleur ni constriction à la gorge, rien d'anormal du côté de l'estomac ni des intestins, faiblesse générale dans l'après-dîner, j'ai pris deux tasses de café dans la journée, sommeil et appétit très-bons : aphonie presque nulle par l'emploi du café. Enfin au bout de quatre jours, tout a été enrayé et j'ai fait usage de 275 grammes de café peu torréfié, et certes, je me serais *empoisonné* si j'avais pris l'infusion de cette quantité tel qu'il est torréfié habituellement, la preuve est patente dans les faits relatés ultérieurement. Je communiquai, en janvier 1856, mes observations à M. le docteur Dufeillay, professeur de chimie à l'école de médecine et de pharmacie de Nantes, et je reçus, le 2 février, la lettre suivante de lui :

« Monsieur et honorable ami,

» J'ai à m'excuser près de vous de la lenteur que j'ai mise à lire le mémoire que vous avez bien voulu me confier et j'aime à croire que vous n'y avez vu qu'une impossibilité de ma part d'agir autrement.

» Sans contredit, ce travail renferme des faits curieux et intéressants, et tous ceux qui en prendront connaissance seront de mon avis.

» Mais puisque vous m'avez autorisé à vous donner quelques petits avis, je crois qu'il serait convenable de restreindre ou plutôt d'écarter quelques détails soit d'intérieur ou d'exposition : détails qui donnent de la lenteur à la narration et en diminuent l'intérêt.

» Veuillez croire, Monsieur et ami, que les légères imperfections sont, à mes yeux, de peu d'importance et que les faits nouveaux, quant au moins à l'observation qui en a été faite jusqu'à ce jour, que vous consignez dans votre mémoire, méritent bien que vous poursuiviez vos recherches et tentiez de nouvelles expériences qui ne feront qu'ajouter du prix à votre travail.

» Recevez, Monsieur et ami, l'assurance de la considération distinguée avec laquelle je suis votre très-humble et dévoué serviteur.

» F. PIHAN-DUFEILLAY.
D.-m. p.

» Nantes, le 2 février 1856. »

Dans les premiers jours de mars 1856, M. le docteur Mabit a eu la bienveillance de se charger de lire mon mémoire à la Société académique de la Loire-Inférieure, et en date du 13 mars, j'ai eu l'honneur de recevoir de son secrétaire, M. Lehoux, la lettre suivante :

« Monsieur,

» J'ai l'honneur de vous informer que la section de médecine de la Société académique a décidé que des remerciements vous seraient adressés pour l'intéressante communication dont vous avez bien voulu lui faire l'hommage. Les phénomènes physiologiques sur lesquels vous appelez son attention, lui ont paru, comme à vous, assez peu connus jusqu'ici et assez importants pour mériter de sa part un examen sérieux et approfondi. Aussi n'a-t-elle pas hésité, conformément à votre désir, à nommer une commission qui sera chargée de faire un rapport sur vos études et sur celles auxquelles elle devra se livrer touchant les divers effets physiologiques du café selon ses différents modes de préparations ; vous lui avez, du reste, singulièrement facilité ce travail en mettant à la disposition de la Société un grand nombre de vos préparations pharmaceutiques de café.

» Veuillez donc agréer les remerciements de la section de médecine, dont je suis l'organe en ce moment, et en transmettre une partie à votre obligeant intermédiaire, M. le docteur Mabit.

» Recevez, je vous prie, l'assurance de ma considération distinguée.

Le Secrétaire, LEHOUX.
D.-m. p.

Première observation. — J'ai donné à la section de médecine quatre eaux distillées, un alcool, cinq extraits de diverses torréfactions.

La commission nommée a été MM. Dufeillay, Georges et Cormerais, rapporteur.

Depuis le 13 mars 1856 jusqu'au mois d'avril 1860, qu'elle qu'ait été mon insistance pour obtenir un rapport, elle a été vaine, et j'ignore complètement ce que sont devenues mes diverses préparations.

Dans cet intervalle, j'ai employé les infusions à très-haute dose et le sirop hydroalcoolique dans du lait, le matin, et voici les observations que j'en ai faites et qui ont une analogie frappante avec celles décrites par le docteur *Schroff*, journal de janvier 1856, Pharmacopée d'Autriche concernant les préparations de jusquiame dont le principe actif est l'*hyoscyamine*. Quant à son action sur le pouls, je n'ai pas pu la constater. Ce qui suit est positif.

Rétrécissement de la pupille, *sans dilatation*, lourdeur de tête, sécheresse des lèvres, de la bouche, sans constriction à la gorge, diminution de la sécrétion salivaire, de l'olfaction, un peu de faiblesse, démarche incertaine, parfois, surtout sur la rue : plus de tendance à avoir froid aux pieds, somnolence même aussitôt assis en mangeant.

D'après cette description, il y aurait donc une analogie presque entière, quant aux symptômes éprouvés d'une part par le premier et une partie du second degré de l'intoxication de l'*hyosciamine* sur ces messieurs et de la *caféine* sur moi. Seulement je ne suis point arrivé à ceux de la sécheresse de la gorge avec constriction, ni raucité de la voix analogues à ceux que j'ai observés et éprouvés en 1849, et que ces messieurs ont aussi précisés par l'emploi de l'*hyosciamine* à de plus fortes doses.

Ce que j'ai éprouvé de grave et de tenace, c'est surtout l'embarras dans la parole, sans abolissement des facultés, les idées étaient saines, mais l'expression en était difficile par moment.

Ce que j'ai aussi remarqué, c'est le gonflement des papilles de l'extrémité antérieure de la langue, c'est à cela que j'ai cru devoir attribuer la difficulté d'expression.

L'action purgative du café *très-torréfié* que j'ai constatée se trouve confirmée par le docteur Verbist dans un cas de hernie étranglée, traité heureusement par son emploi et relaté par le docteur Newbood dans le journal des *Connaissances Médicales*, No 20, août 1860, rédacteur en chef MM. Caffe.

Dans les mois de novembre, décembre 1859 et janvier 1860, j'ai fait usage de l'infusion de mille cinq cents grammes de café, j'ai été forcé d'être dans ces moments jour et nuit sur pieds et je n'ai eu qu'à me louer de l'emploi du café peu torréfié : j'en ai récolté le marc, j'en ai fait de l'extrait et c'est avec ces extraits que j'ai prié les divers docteurs dont les noms suivent de vouloir bien faire les expériences, cela à l'insu de chacun et sur des malades ne se connaissant nullement. Voici les diverses observations, 1o celle du docteur Plihon, en date du 7 mai 1860.

Le nommé P. C., cultivateur, cinquante-deux ans, jouissant d'une bonne santé, fut soumis le 3 mars dernier à l'extrait de café préparé par M. Offret. Un gramme fut pris chaque jour à jeun.

Rien d'appréciable les deux premiers jours, si ce n'est une légère augmentation de la sécrétion urinaire.

Troisième jour, accélération du pouls qui, de soixante-douze pulsations, état normal, s'est élevé à quatre-vingts, céphalalgie occipitale, urines abondantes et limpides, léger prurit à la peau.

Quatrième jour, le pouls est à quatre-vingt-quatre, les urines sont également claires et abondantes; la céphalalgie persiste de même que le prurit.

Cinquième jour, aux phénomènes précédents, se joint une sensible dilatation des pupilles, le sujet éprouve quelques vertiges, appétit diminué, pouls à quatre-vingt-six.

Sixième jour, même état, diminution de la sécrétion salivaire pouls à quatre-vingt-dix.

Septième jour, air hébété, le facies rappelle celui des typhoïques les vertiges sont plus fréquents, les pupilles très-dilatées, le sujet se plaint d'une grande sécheresse à la bouche, des fourmillements incommodes sur les membres, le pouls bat quatre-vingt-dix fois, les urines présentent le même caractère, la céphalalgie existe toujours mais elle est peu intense.

Huitième jour, le sujet avoue qu'il n'a pas pris d'extrait le matin et il refuse obtinément d'en continuer l'usage.

Nantes, le 7 mai 1860.

Signé : PLIHON.
D.-m. p.

DEUXIÈME OBSERVATION. — Au commencement du mois de mars 1860, je pris pendant trois ou quatre jours, environ un gramme d'extrait de café préparé par M. Offret.

L'absorption de cette substance ne produisit chez moi qu'une somnolence continuelle qui se dissipait sous l'influence d'un effort d'attention peu soutenue. Les secrétions alvines étaient notablement augmentées.

Le 11 avril, je m'ingérai vers six heurs du soir, environ quatre grammes d'extrait en une seule dose, au moment de l'expérience mon pouls battait soixante-dix-huit, à neuf heures mon pouls donnait soixante pulsations à la minute, je me couchai et ne m'endormis que très-difficilement contre mon habitude.

Le lendemain matin, j'eus beaucoup plus de peine qu'à l'ordinaire pour me réveiller, ayant fort peu la conscience de mon état, mon pouls au même instant donnait cinquante-quatre pulsations.

Vers neuf heures, sentiment très-prononcé de sécheresse à la surface de la muqueuse buccale, la somnolence est un peu moins marquée, pouls à soixante.

A dix heures, je déjeûne avec mon appétit ordinaire, à la fin du repas j'avale comme une noix d'extrait, au moment de l'ingestion pouls à soixante-six, sécheresse toujours très-prononcée de la bouche, à deux heures pouls à soixante, somnolence très-marquée, idées peu nettes, par instant embarras de la langue, dilatation de la pupille, ces phénomènes sont observés par deux personnes qui se trouvent à ce moment chez moi.

A trois heures, inquiétude dans les membres, besoin de mouvement, céphalalgie frontale légère, ma tête me semble lourde, malaise semblable à celui qui suit l'ingestion de l'émétique à faible dose.

Debout, je suis étourdi, pas de vertiges, proprement dits, cependant courbature générale qui devient de plus en plus sensible et qui persiste encore aujourd'hui 13 avril, ainsi que la tendance au sommeil : mon pouls s'est relevé et il revient peu à peu à son type normal qui est de soixante-douze à soixante-dix-huit.

VIGNARD,

Interne à l'hospice Saint-Jacques de Nantes.

Le 13 avril 1860.

TROISIÈME OBSERVATION. — M. X., élève en pharmacie chez M. Offret, commence à faire usage de l'extrait de café le 19 juin 1860, il est délicat, un peu lymphatique, mais bien portant.

Le 19, il prend soixante-quinze centigrammes d'extrait, rien de particulier à noter ce jour-là.

Le 20, même dose, rien d'appréciable encore.

Le 21, même dose, sentiment de sécheresse à la gorge et surtout à l'extrémité de la langue, un peu de somnolence, léger trouble de la vue.

Le 22, mêmes phénomènes, légère raucité de la voix, urines abondantes, claires, rendues sans douleur, appétit plus vif.

Le 23, la dose est portée à un gramme, sécheresse plus intense des lèvres, de la langue et de la gorge, voix plus rauque, appétit moins développé, légère constriction de la mâchoire, paupières lourdes, démangeaison vers l'occiput.

Le 24, même dose, continuation des mêmes phénomènes, mais de plus, pesanteur vers les sinus frontaux, sommeil irrésistible, chaleur à la tête, brisement général.

Le 25, un gramme cinquante centigrammes d'extrait. En s'éveillant ce jour-là, M. X. s'est senti très-fatigué ; il y avait une pesansanteur extrême des paupières, une grande faiblesse de la voix, le travail lui est très-pénible toute la journée : tous ses mouvements semblent manquer de précision, le pouls, qui jusque là était resté naturel, est faible, mais sans fréquence.

Le 26, le réveil est pénible, prostration générale, démarche chancelante dans la rue, parole embarrassée, grande sécheresse de la gorge et des lèvres, bâillements incessants, même dose que le 25.

Le 27, la nuit a été mauvaise, il y a eu des rêves fatigants, le matin le facies est altéré, la prostration grande, titubation, la parole lente et difficile : tous les mouvements sont désordonnés et la mémoire est infidèle. M. X. prend encore un gramme cinquante centigrammes d'extrait au matin, et tous les symptômes précédents se maintiennent ou s'aggravent toute la journée : à neuf heures et demie du soir, M. X. prend une infusion de quinze grammes de café peu torréfié.

Le 28, la nuit a été meilleure, et le réveil beaucoup plus facile, diminution très-notable de tous les symptômes.

A neuf heures, un gramme d'extrait, à deux heures un autre gramme. Bientôt après, baillements incessants, prostration extrême et retour de l'état noté la veille.

A neuf heures du soir, un autre gramme est administré.

Le 29 au matin, M. X. éprouve une extrême difficulté à se lever, sa nuit a été très-mauvaise et troublée par des rêves pénibles : il se sent brisé, il ouvre les yeux avec peine et bâille à tout instant.

Le facies est très-altéré, les yeux hagards, tous les mouvements incertains et la démarche très-chancelante ; la parole est difficile et la mémoire très-infidèle.

Il ne nous semble pas prudent de poursuivre plus loin cette expérience et à dix heures du soir, M. X. prend une infusion de quinze grammes de café peu torréfié.

Le 30, M. X. se sent mieux, il a passé une bonne nuit ; il se sent encore fatigué, mais tous les syptômes notés la veille se sont notablement amoindris.

Notons avant de terminer, l'absence chez M. X., de deux symptômes qui ont presque toujours suivi l'administration de l'extrait de café préparé par M. Offret : nous voulons parler de la diarrhée et de la dilatation des pupilles, ces deux circonstances ne se sont ici montrées que d'une manière peu appréciable.

Nantes, le 1er Juillet 1860.

Suivent les signatures :

ROQUETTE, *D.-m. p.*	BLANCHET, *D.-m. p.*	LAFOND, *Doyen de l'éc. de Méd. de Nantes.*	
BARTHÉLEMY, *D.-m. p.*	WALCSYNSKI, *D.-m. p.*	MABIT, *D.-m. p.*	CALLOCH, *D.-m. p.*
VILLENEUVE, *D.-m.*	BERRUYER, *M.*	PEYRÉ, *D.-m. p.*	PLIHON, *D.-m. p.*

Presque tous membres de la Société académique, section de médecine de Nantes.

MM. les docteurs Roquette, Mabit, Berruyer et Calloch ont aussi pu constater les effets antérieurement décrits sur M. B., mon ancien élève, mais des notes journalières n'en ont pas été dressées.

QUATRIÈME OBSERVATION. — Du 25 mai au 1er juin 1860, pendant sept jours consécutifs, j'ai fait prendre l'extrait de marc de café de M. Offret, à la dose de deux grammes par jour à un jeune homme de vingt-huit ans, d'une bonne constitution.

Voici ce qu'il a éprouvé pendant ce laps de temps :

Lassitude générale, douleurs dans les membres abdominaux thoraciques, démangeaison très-forte à l'anus et aux parties génitales, pesanteur de tête, douleurs d'oreilles et bourdonnements, tendance irrésistible au sommeil, bouche sèche, soif, anorexie, douleur abdominale, légère diarrhée de quatre à six selles par jour, excrétion urinaire peu abondante, difficile et douloureuse.

Voyant l'action dudit extrait de café fortement prononcée sur mon jeune homme, j'ai cru devoir suspendre le septième jour.

Nantes, le 6 juin 1860.

Signé : J. WALCSYNSKI,
D.-m. p.

Cinquième observation. — Les 6 et 7 mars 1860 j'ai pris un gramme d'extrait de marc de café préparé par M. Offret ; pendant ces deux jours rien à noter. Le 7, j'ai pris deux grammes dans la journée, j'ai ressenti une douleur à la région occipitale ainsi qu'à la région temporale avec somnolence.

Le 8, dose deux grammes, démangeaison à la partie interne des cuisses, mêmes symptômes antérieurs.

Le 9, dose deux grammes cinquante centigammes, raideur des muscles en général, difficulté assez prononcée dans l'émission de la parole, douleur spasmodique des muscles de la poitrine, étouffements, céphalalgie très-forte, fourmillements dans les mains, surtout aux extrémités des doigts.

Le 10, trois grammes, difficulté de la déglutition, trouble de la vue, bluettes, éblouissements, bourdonnements d'oreilles, langue sèche, irritabilité du système nerveux, urines abondantes, claires et fréquentes.

Le 11, pesanteur de tête, battement des artères temporales, bourdonnements, éblouissements plus prononcés, confusion de la vue, sécheresse de la glande lacrymale, le globe oculaire est douloureux, sécheresse de la muqueuse nasale, de la bouche, avec douleur spasmodique du larynx, toux sèche, essoufflement, pouls intermittent concentré, somnolence, voix plus couverte, pâleur générale de la face, regard hébété, fourmillements et picotements à la partie interne des avant-bras, douleur sur le trajet de la colonne vertébrale, depuis la nuque jusqu'aux reins, peu d'appétit, soif, urines très-abondantes, claires, suspension de la sécrétion salivaire, titubation telle, qu'on est obligé de me donner le bras dans la rue.

J'ai été vu dans cet état par MM. les docteurs Trastour et Leray, et MM. Roquette et Calloch.

Le soir je prends un infusion de trente grammes de café peu torréfié chez M. Offret ; quelques instants après, je ressens un bien-être notable, les glandes salivaires reprennent leurs fonctions, la douleur occipitale disparaît, la somnolence se dissipe, la respiration est plus facile.

Les 12 et 13 mars, je suis très-bien et n'ai plus cette somnolence qui s'emparait de moi tous les jours après avoir pris l'extrait de marc de café.

Je reprends, le 14, deux grammes d'extrait, la douleur occipitale revient, les démangeaisons à la partie interne des cuisses et à l'anus, dilatation des pupilles, somnolence irrésistible que je combats par une infusion de café peu torréfié, le soir, je suis tout courbaturé, céphalalgie, et aujourd'hui quoique j'aie cessé de prendre de l'extrait de café à l'action duquel j'étais tout à fait incrédule, je suis anéanti et fatigué des démangeaisons et des douleurs de tête.

Nantes, le 15 mars 1860.

Signé : BERRUYER.
Médecin.

L'état de M. Berruyer a été constaté par moi.

Nantes, le 15 mars 1860.

ROQUETTE.
D.-m. p.

SIXIÈME OBSERVATION. — Différence d'action, en raison de la torréfaction plus avancée du café.

Le 3 avril 1860, j'ai pris deux grammes d'extrait de marc de café très-torréfié : démangeaisons et douleur occipitale.

Le 4 avril, deux grammes : urines claires et abondantes, sécheresse de la bouche, de l'arrière-gorge, douleur temporale.

Les 5 et 6 avril, je n'ai rien pris, fatigué horriblement par les démangeaisons m'empêchant de dormir.

Le 7, je reprends deux grammes d'extrait : la douleur occipitale qui avait cessé pendant les deux jours de repos reprend brusquement, douleur du globe oculaire avec constriction de la pupille, démangeaisons générales, insupportables, au point de nécessiter l'administration d'un bain avec application d'eau froide sur la tête; après le bain, mieux général.

Le 8 avril, dose trois grammes : douleur occipitale très-forte, irritabilité générale.

Le 9 avril, dose trois grammes : selles plus fréquentes ; le soir, diarrhée avec coliques, urines un peu plus rares que les jours précédents, anorexie.

Le 10 avril, dose quatre grammes : démangeaisons moins fortes, mal de tête presque nul, prostration générale, facies altéré, diarrhée avec épreintes, coliques, douze à quinze fois à la selle dans la journée, douleurs très-vives à l'anus ressemblant aux douleurs hémorrhoïdales.

Le soir, je vais chez M. Offret dans un état de fatigue extrême ; je prends l'infusion de quarante-cinq grammes de café peu torréfié, et je me trouve immédiatement bien mieux ; mais toute la soirée, j'ai eu des coliques et de la diarrhée ; dans la nuit, je suis obligé de prendre une infusion de tilleul avec vingt gouttes de laudanum.

Le lendemain, je suis mieux et n'ai plus ces envies incessantes d'aller à la garde-robe.

Nantes, le 11 avril 1860.

Signé : BERRUYER,
Médecin.

Approuvé :

Nantes, le 11 avril 1860.

CALLOCH, *D.-m. p.* ROQUETTE, *D.-m. p.*

SEPTIÈME OBSERVATION faite par M. Berruyer sur un de ses malades.

Le nommé Boüin, âgé de soixante-sept ans. *Anémique.*

Le premier jour, cinq pilules d'extrait de marc de café de vingt-cinq centigrammes, préparé par M. Offret.

Au bout de trois ou quatre jours, pendant lesquels les pilules ont été administrées à la même dose, aucun symptôme ne s'est manifesté, en raison de son état maladif.

Puis enfin, la dose portée à dix pilules par jour, le malade s'est plaint d'une forte douleur occipitale, sécheresse de la gorge, des lèvres, de la langue, dyspnée, démangeaisons à la partie interne des cuisses, à l'anus, urines plus fréquentes, limpides, abattement général à tel point, que le malade ne pouvait prendre la main qu'on lui présentait; diarrhée avec coliques. Les démangeaisons et le mal de tête ont cessé aussitôt que la diarrhée s'est manifestée.

J'ai cru prudent de ne pas aller plus loin.

Nantes, le 7 mai 1860.

Signé : BERRUYER,
Médecin.

HUITIÈME OBSERVATION de M. Berruyer sur un autre malade.

M. L., âgé de trente-six ans, tempérament pléthorique, jouissant habituellement d'une bonne santé, a pris pendant quatre jours quatre pilules d'extrait de marc de café préparé par M. Offret.

Le quatrième jour, le sujet se plaint d'une douleur assez forte à la région occipitale, démangeaisons à la cuisse, à l'anus, le pouls est plus accéléré, les battements du cœur plus précipités, plus secs.

La dose est augmentée; deux grammes par jour en dix pilules; au bout de trois jours, ce Monsieur vient me voir en me priant de porter remède aux violents maux de tête qu'il ressent. Le regard est hébété, le visage congestionné, la marche peu assurée, grande sécheresse de la base de la langue et des lèvres, salivation plus rare, la démangeaison à l'anus plus vive, les urines sont très-abondantes, fréquentes et claires; le pouls très-accéléré, plein, résistant; le sujet se plaint d'étouffements, de battements de cœur; enfin, son état est tel que j'ai cru ne pas devoir pousser plus loin cette expérience, qui certainement aurait amené chez lui des accidents cérébraux.

Nantes, le 20 juin 1860.

Signé : BERRUYER,
Médecin.

NEUVIÈME OBSERVATION faite par M. le docteur Roquette.

Le 23 février 1860, j'ai commencé à prescrire à M. P., commis dans un magasin de nouveautés, un gramme extrait de café préparé par M. Offret. (Ce jeune homme ne demandait pas mieux que de se prêter à l'expérimentation.)

M. P., d'un tempérament nervoso-sanguin, est un jeune homme de vingt-deux ans, qui jouit d'une bonne santé ; il venait me voir pour un léger accident, une entorse gagnée en sautant de dessus son comptoir dans son magasin.

Le 26 février, après avoir pris quatre grammes d'extrait, M. P. revint me voir, se plaignant de sécheresse à la bouche, de difficulté dans la déglutition, de courbature générale, surtout dans les articulations. Je lui conseillai de prendre deux grammes au lieu d'un, le priant de venir me voir de suite si les symptômes qu'il me faisait connaître augmentaient.

Le 28 février, M. P. se présente de nouveau chez moi, pâle, hébété, le pouls lent, les pupilles très-dilatées, la parole embarrassée, la sécrétion urinaire très-diminuée. Il se plaignait de douleurs très-fortes dans les muscles des membres, la marche lui était pénible, et il lui devenait impossible de vaquer à ses occupations.

Je conseillai à M. P. de cesser de prendre de l'extrait, et l'engageai à prendre dans la journée deux ou trois verres d'infusion ordinaire de café.

M. Offret m'avait dit qu'il avait remarqué que chez les individus impressionnés par son extrait, l'infusion première neutralisait l'effet de l'extrait; c'est ce qui arriva chez M. P., qui, une demi-heure après avoir pris la première tasse, se trouva beaucoup mieux.

Le lendemain, il était, à l'exception d'une fatigue musculaire, complètement guéri.

Dixième observation faite par M. le docteur Roquette.

Les accidents produits par l'extrait de café chez M. P. me prouvant ce que je ne croyais pas auparavant, que dans l'extrait de café, il y a quelque chose qui mérite de fixer l'attention, je priai un de mes amis, M. M., propriétaire, âgé de trente-cinq ans, d'essayer sur lui les préparations de M. Offret.

M. M., d'un tempérament nerveux, d'une santé ordinairement très-bonne, est un grand amateur de café ; aussi me demanda-t-il à commencer de suite les expériences, persuadé, disait-il, que l'extrait de café ne le dérangerait pas. Je lui donnai, le 3 mars, un gramme d'extrait, et lui conseillai de prendre chaque jour une dose semblable.

Le 4 mars, rien; le 5 mars, rien; le 6, je conseille deux grammes d'extrait ; le 7 mars, mon ami M., les pupilles dilatées, le pouls tombé de soixante-dix à soixante, la figure pâle, la bouche sèche, vint me trouver en me disant : Je rends les armes ; j'ai un mal de tête des plus violents, surtout dans la région occipitale ; j'ai des vertiges, les membres brisés, et j'éprouve de temps à autre dans les bras et dans les jambes des espèces de secousses, comme si je recevais une commotion électrique.

L'état de M. M. me parut assez sérieux pour lui ordonner de cesser de prendre ce qu'il avait encore d'extrait, et je lui conseillai des infusions de café.

Chez M. M. comme chez M. P., le soulagement vint aussitôt, et dès le lendemain la santé était rétablie.

ONZIÈME OBSERVATION faite par M. le docteur Roquette.

M. G., curé d'une paroisse de la Vendée, vint passer deux jours chez moi pendant le temps que M. M. se trouvait si sérieusement influencé par l'extrait de café de M. Offret.

M. G., qui connaît M., me dit qu'il ne pouvait croire que ce qu'il avait ressenti fût la conséquence de l'extrait qu'il avait pris, et me proposa d'avaler tout l'extrait que je pouvais avoir. Je satisfis M. G. en lui donnant des pilules d'extrait de café préparées par M. Offret.

M. G. devait prendre par jour un gramme d'extrait, et il devait me tenir, par lettre, au courant de ce qui se produirait. J'attendais en vain chaque jour des nouvelles, quand au bout de sept jours, c'est-à-dire après avoir pris sept grammes d'extrait, M. G. vint me trouver lui-même à peu près dans le même état que M. M., seulement, ce qui le préoccupait le plus, c'est qu'il ne pouvait plus lire depuis la veille ; dès qu'il voulait prendre un livre, il lui semblait voir une foule de fourmis courir sur les pages ; à cela se joignait de la lenteur du pouls et un trismus qui le gênait beaucoup.

Je conseillai, pour tout remède, à M. G.. de prendre du café, et dès qu'il en eut bu deux tasses, il se trouva mieux ; le soir, avant de se coucher, il en prit une troisième verrée, et le lendemain, à l'exception d'une légère courbature et d'un peu d'ardeur dans la gorge, il se trouva très-bien.

Le soir, il se mit en route pour chez lui, et depuis il n'a pas ressenti la moindre indisposition.

Douzième observation faite par M. le docteur Roquette.

Je conseillai, le 20 avril 1860, à un de mes clients, M. D., jeune homme de vingt-cinq ans, d'un tempérament nervoso-sanguin, ordinairement d'une bonne santé, de laisser de côté le café et les alcooliques, et cela en raison d'une blennorrhagie.

M. D. me dit qu'il tenait beaucoup au café et qu'il en buvait chaque jour depuis longtemps plusieurs tasses ; je lui fis connaître à ce sujet les inconvénients du café, et je lui racontai les accidents produits par l'extrait de café de M. Offret.

M. D. se montra incrédule et me proposa d'employer sur lui-même l'extrait en question. Je lui conseillai d'attendre sa guérison, et le 18 mai, tous les symptômes de la blennorrhagie étant disparus déjà depuis plusieurs jours, je donnai à mon client un gramme d'extrait de café; du 18 au 24 mai, M. D. prit sept grammes d'extrait sans rien éprouver; mais le 25, M. D. vint me trouver tout épouvanté.

La marche était chancelante, il éprouvait un sentiment d'ardeur dans la bouche et dans la gorge, il avait des vertiges, une extrême dilatation de la pupille, la voix était éteinte, il se plaignait de douleurs très-vives dans les membres, la sécrétion urinaire était diminuée.

Je conseillai à M. D., que je tranquillisai, de boire du café, et dès la seconde tasse, un soulagement très-appréciable se manifesta ; deux autres tasses de café mirent M. D. dans son état normal.

TREIZIÈME OBSERVATION du docteur Roquette.

Un des amis de M. D., jeune homme de vingt-quatre ans, d'une bonne santé, quoique d'un tempérament lymphatique, mit en doute la bonne foi de son ami, lui racontant les effets produits sur lui par l'extrait de café, et M. D., à la suite d'une discussion à ce sujet, paria avec M. J. qu'il ne prendrait pas d'extrait sans être malade.

M. J. accepta le pari, et le 28 mai il vint me trouver en compagnie de son ami pour commencer les expériences.

Le 29 mai, M. J. prit deux grammes d'extrait ; il en prit sans résultat une dose semblable le 30 et le 31 mai.

Le 1er juin, il porta de lui-même la dose à trois grammes ; et le 2 juin au matin, je fus appelé chez M. J., que je trouvai couché, la figure pâle, les pupilles très-dilatées ; le pouls, qui est chez lui ordinairement à soixante-dix, était tombé à cinquante-huit.

M. J., questionné par moi sur ce qu'il éprouvait, me répondit d'une voix éteinte qu'il éprouvait depuis la nuit une grande sécheresse de la bouche, une extrême ardeur à la gorge, qu'il avait des vertiges, des nausées, un peu de diarrhée, et qu'il souffrait dans la région occipitale et le long du rachis ; il existait un léger trismus.

Je tranquillisai M. J. et lui conseillai de boire du café.

Le soir, je retournai près de lui et je le trouvai levé et à peu près rétabli. Il m'annonça que, dès la première tasse de café, il avait été soulagé, et que la sécrétion urinaire qui avait été momentanément suspendue s'était rétablie dès la seconde tasse.

Le lendemain, M. J. était guéri.

QUATORZIÈME OBSERVATION du docteur Roquette.

Le 1er juillet 1860, je proposai à D., employé dans un magasin, de vouloir bien se prêter à une dernière expérience au sujet de l'extrait de café.

D. y consentit. C'est un garçon lymphatique, âgé de vingt-six ans, et d'une assez bonne constitution.

Le 2 juillet jusqu'au 8, D. prit un gramme d'extrait; il continua tous les jours à en prendre la même dose sans éprouver rien de bien gênant.

Le 9 juillet, D. vint me trouver, me faisant connaître qu'il avait de la peine à avaler sa salive, que sa gorge était sèche et âcre, et qu'il éprouvait par moments des secousses dans les membres; il se plaignait aussi d'un serrement dans les tempes et à la région occipitale.

D. était pâle; son pouls était tombé de soixante-douze à soixante deux; il avait les pupilles dilatées, et de temps à autre il éprouvait des vertiges; la sécrétion urinaire était notablement diminuée.

Je prescrivis à M. D. de boire quatre tasses de café dans la journée, l'amélioration était immédiate, et le lendemain il était guéri.

Nantes, le 21 juillet 1860.

Signé : Ch. Roquette,
D.-m. p.

Ce qui me porte à croire que c'est à l'état de gallate et de tannate de caféine qu'est la substance toxique, c'est que la caféine *seule* n'est pas vénéneuse, que c'est, après l'urée, une des substances les plus azotées.

Quant à l'innocuité que l'on peut attribuer à la caféine seule et non combinée au tannin ou à une autre substance active, c'est qu'elle existe aussi dans le cacao *théobromine* découvert par Woskresensky et analogue à la caféine, et que le chocolat est employé tous les jours sans inconvénient, et qu'il n'en peut pas être ainsi du café très-torréfié.

Quant au tannin, son action énergique comme stimulant ne peut pas être contestée.

Attribuant avec raison une très-grande propriété à l'huile essentielle du café, j'ai voulu me rendre compte de la quantité qu'il contient et j'ai traité 250 grammes de café peu torréfié par l'éther, j'ai obtenu 20 grammes essence de café ; je n'ai pu procéder que deux fois à la pression, parce que ma presse s'est cassée. J'ai l'intime conviction qu'on peut porter (sans exagération aucune) la dose d'essence à 3 grammes par 30 grammes, ce qui fait 1 gramme d'essence par tasse, mettant généralement 10 grammes par chacune.

Après l'obtention de l'huile volatile, mon intention était de constater la présence du tannin par l'éther, et déjà les parois de de ma presse étaient empreintes de cette couleur verte générique du tannin.

J'ai recommencé mes expériences, et la dose d'essence combinée au tannin est de 30 grammes sur 250 grammes de café; ce fait rend *incontestable* l'action excitante de l'huile volatile.

Dans les cas de rhume et d'aphonie, j'ai observé bien souvent que l'infusion du café fort *peu torréfié, couleur sapin*, diminue l'aphonie, calme la toux, soutient l'état général, ne trouble pas le sommeil quoique étant pris à la dose de trois ou quatre tasses par jour, même le soir avant de se coucher, la diaphorèse se produit la nuit; et que plus torréfié, son emploi augmente l'aphonie, diminue l'appétit et augmente l'irritabilité du système nerveux, suspend la sécrétion salivaire et trouble le sommeil, ce qui ne se produit pas du tout par le moins torréfié.

C'est qu'aussi il est matériellement impossible de faire le sirop de café anti-névralgique dont la formule a été publiée dans les journaux, si on n'emploie pas pour l'infusion du café très-peu torréfié ; sans cette précaution, qui est *d'urgence*, vous avez un véritable magma, avec le mélange de cinchonine et de morphine ajouté au sirop de café, et alors vous avez un précipité *tel* de tannate de caféine, que c'est un cérat et non un sirop.

Qu'ensuite c'est à l'emploi du café peu torréfié en infusion que que j'ai remarqué son efficacité dans les affections des muqueuses, et que c'est à son action spéciale sur elles, qu'est dû le calme apporté dans les névralgies, ayant la conviction intime que l'usage du café noir donne lieu à des névralgies dont je connais atteintes des personnes faisant usage tous les jours de café très-torréfié.

Quant à l'effet du café très-torréfié, voici un fait produit par lui chez un de mes amis employé au chemin de fer :

Ce monsieur vint me trouver et me dit : Tâchez donc de me débarrasser de mes douleurs au bras droit, je ne puis le mouvoir et cela me mettra dans l'impossibilité de continuer mon service ; je me suis frictionné avec l'huile camphrée et le baume opodeldoch, cela ne fait rien du tout ; je fatigue peu, mais encore dans certains moments j'ai besoin d'une certaine vigueur, et je suis complètement énervé.

C'est un homme d'une force athlétique. Je lui demande : Faites-vous usage de café noir ? — Il me répond : Oh ! dame oui, une tasse au moins par jour, quelquefois deux, mais sans eau-de-vie. — Je lui dis : Vous me demandez un conseil, voulez-vous le suivre ? — Mais certainement. — Supprimez totalement votre café noir pendant quinze jours et ne faites rien autre chose, puis nous verrons. — Vous me prenez par mon sensible ; je ne sais pas si j'aurai le courage de me priver de café. — Si vous voulez vous guérir, j'en répondrai peut-être par cette privation. — Il me dit : Je vais essayer. Il n'en a pas pris pendant quinze jours, il s'est trouvé bien mieux ; il l'a cessé complètement depuis. Il est très-bien ; et chaque fois qu'il a la faiblesse d'en prendre pendant deux ou trois jours de rang, il se trouve le bras bien plus engourdi.

A chaque fois que nous avons le plaisir de nous voir, il ne cesse de me remercier du conseil amical que je lui ai donné et en a pris bonne note.

Quant aux procédés chimiques dont j'ai dit que je parlerai pour obtenir la caféine du marc et de l'infusion première, mon opinion est que le meilleur est, à plusieurs reprises, la décoction du café torréfié et broyé, précipiter le tannin par l'acétate de plomb, puis l'acétate de plomb par l'hydrogène sulfuré ou l'acide sulfurique, ainsi successivement jusqu'à décoloration complète et obtention de la caféine qui est un produit admirable que nous avons préparée dans mon laboratoire avec le bienveillant concours des amis, M. Hamon, interne à l'Hôtel-Dieu de Nantes et M. Brouillet mon ex-élève, pharmacien à Beaupréau, cela en date du 9 avril 1860 ; un petit avis de l'ami Herbelin m'a été utile aussi. La méthode de la sublimation, telle que pour l'acide benzoïque, je la crois défectueuse, et, malgré toute ma patience et ma persévérance, je n'ai pu avoir que des vapeurs très-agréables d'acide *caféique* de *Plaff*, et cependant j'y ai passé pour la sublimation des journées entières, mais même des nuits; à une chaleur plus avancée, ç'a été des vapeurs empyreumatiques donnant lieu à de la suffocation. J'ai eu l'honneur de présenter, le 8 mai 1860, à la Société Académique de notre ville, section de Médecine de Nantes, cinq échantillons de caféine obtenue des infusions et des décoctés de café torréfié et par cinq manipulations différentes; j'y ai dépensé beaucoup d'argent et de temps pour démontrer un fait inconnu jusqu'à ce jour, mais j'ignore *encore officiellement* si ce corps savant a été satisfait de mes produits présentés, *non* dans des flacons cachetés, mais dans des assiettes destinées à son épuration et à sa dessication parfaite, et on peut encore la voir chez moi dans deux des mêmes assiettes où j'ai réuni les autres.

Je vois, dans l'*Histoire des Drogues*, par MM. Chevallier et Richard de 1827 que l'action de la caféine n'a pas encore été bien déterminée et que son examen ne laisse pas que de promettre de l'intérêt pour tous ceux qui s'en occuperont, quels que soient les résultats qu'ils obtiendront. Eh bien, je soutiens, avec la conviction d'un vrai Bas-Breton et avec une expérience qui date de douze ans, puisque le point de départ est de 1849, que l'étude physiologique du café était encore jusqu'à cette époque dans le chaos le plus complet. J'y ai failli être victime sans le savoir et je désire faire mon possible pour en faire profiter la science et l'humanité. Oui, jusqu'ici on a pris le café par goût, par satisfaction matérielle, parce que l'on trouve que cela fait plaisir, mais aussi sans chercher à étudier d'une manière précise, les effets ultérieurs.

On a parlé de Voltaire et autres célébrités ayant fait usage du café, mais on n'a pas dit comment ils l'employaient.

On a prétendu que l'usage du café donne lieu à un empoisonnement lent, mais que cela ne fait pas mourir, c'est le contraire et encore en peu de temps que mes observations ont démontré. Il est donc patent, que c'est dans l'infusion du café très-peu torréfié, que se trouve la solution de l'huile volatile et de la caféine en petite quantité et d'un peu de tannin qui y est combiné et qui se trouve en bien plus grande quantité dans celui plus torréfié. Une preuve encore : c'est que, depuis quinze jours, j'ai pris l'infusion de plus de un kilogramme de café *peu torréfié* que si, exprès j'en fais usage *de plus torréfié,* ma voix se couvre, il y a aphonie en persistant et je la neutralise complètement en employant l'infusé peu torréfié.

Que, si je prends l'infusé du café plus torréfié encore, je me trouve fatigué, les membres brisés, bàillant à chaque instant, sans appétit et pouvant à peïne me mouvoir.

Que, si je fais usage de celui dit des amateurs, mon facies se congestionne, mes yeux s'embrouillent, ma parole s'embarrasse, les traits sont altérés, si je prends une ou deux tasses exprès, il survient quelques étourdissements, le dévoiement avec coliques et prostration complète avec sueur froide et j'annihile cet état fâcheux par l'infusion du peu torréfié et j'en prends dans ce moment quatre à cinq tasses par jour, ne dors que trois à quatre heures et suis toute la journée debout et ne me sens en quoi que ce soit fatigué, n'éprouvant rien d'anormal sous aucun rapport.

Je prie d'étudier ces faits, et si quelque lueur de succès existe pour la réfutation du fait chimique, où est-elle pour le fait physiologique? Que les incrédules, comme ceux cités ici, viennent se soumettre au creuset de l'expérience; mais qu'ils l'abordent franchement, qu'ils ne prennent pas de l'extrait de café d'une main et de l'autre l'infusion première pour en détruire l'effet; ce n'est pas ainsi que nous avons agi, et nous voulons que l'on marche loyalement. J'ai de l'extrait à la disposition des hommes qui ont leur conscience pour guide de leurs actes.

C'est là ce que je demandais à la Société Académique de notre ville, c'est-à-dire à la Commission qu'elle avait nommée et surtout à son Rapporteur.

Comme conclusion dernière, je maintiens que l'usage du café même *peu torréfié,* ne doit pas être journalier, parce qu'il est inutile et qu'on n'a pas plus besoin de café que de médicaments quand on est bien portant.

Qu'on doit en réserver l'emploi pour les circonstances nécessitant un surcroît de travail, soit intellectuel, soit physique.

Que l'effet du café peu torréfié est bien préférable à l'emploi des alcools et des vins, surtout en raison de son effet général et de sa plus longue durée.

Que toute personne vivant à air privé et d'un travail intellectuel plutôt que physique ne doit pas en user tous les jours, mais qu'il est d'un secours immense dans certains cas et peut même être souvent employé comme médicament. Je les ai cités antérieurement.

Qu'il peut être bien mieux supporté même très-torréfié par une personne vivant en plein air et livré à un travail manuel nécessitant une rotation continuelle de l'organisation.

Que l'emploi du marc doit être complètement proscrit : Que des médecins attachés aux établissements des vieillards ont remarqué que son usage donnait lieu à du dévoiement qui dégénérait souvent en véritable dyssenterie; et qu'on devrait défendre la récolte de ce marc comme on l'a fait dans les cafés, pour ces établissements de bienfaisance.

Qu'après l'usage journalier du café que je crois parfaitement inutile, il s'y fait souvent une autre addition que la pure raison, comme Kant l'appelle, blâme de toutes ses forces, c'est de mettre une à deux cuillerées à bouche et même plus d'eau-de-vie dans le café.

Si la réflexion et l'observation pouvaient accompagner un tel acte de sensation purement matérielle, ces victimes sentiraient peu à peu se développer chez elles un affaiblissement général, donnant lieu à un tremblemeut nerveux dont on ne connaît pas la cause, mais dont on sent le triste résultat.

C'est alors le cas de dire et d'appliquer les phrases si véridiques : Si vieillesse pouvait et si jeunesse savait.

Les amis Blanchet et Peyré n'oublieront jamais les faits uniques qu'ils ont observés chez moi en 1849, et c'est pénétré de ces phénomènes, que j'avais tracé la route en simple pionnier et depuis 1856 jusqu'à 1860, j'ai attendu avec confiance, mais inutilement : ce qui prouve qu'on est presque toujours de *glace* pour la vérité et de *feu* pour le silence, et c'est ce qui faisait dire au prince de Condé, par Malesherbes en 1763, que la vérité est donc bien redoutable puisqu'elle a tant de peine à se faire jour.

N'ayant pas été écouté dans ma ville adoptive de vingt-un ans, et fort de ma conviction, j'ai voulu savoir, si au siége des lumières intellectuelles, à l'Académie impériale, on écouterait avec plus de faveur le cri de ma conscience, ce mot que de Harlay a dit avec raison au roi en 1585 : *Exempt du fer et du feu*, et j'eus l'honneur de m'étayer d'un de mes anciens professeurs M. Lecanu. Je lui envoyai mon Mémoire et en échange, je reçus la lettre suivante, en date du 23 juin 1860.

« Mon cher confrère,

» Le sujet que vous avez choisi me semble des plus intéressants et vous aurez rendu à la science un véritable service si vous parvenez à déterminer la nature des principes auxquels est due l'action physiologique du café.

» Je pense en effet qu'elle n'est pas due seulement à la caféine et aussi que celle-ci est modifiée ou peut être démasquée par la torréfaction.

» Si donc vous avez réussi à recueillir un certain nombre de faits propres à élucider la question, je vous engage à les adresser soit à la Société de Pharmacie de Paris, soit à l'Académie impériale de Médecine ; ils deviendront de sa part l'objet d'un sérieux examen. Votre Mémoire accompagné des résultats des expériences physiologiques tentées par bien des médecins que vous me nommez et sous une certaine quantité de vos produits devrait être adressé à la Société, rue de l'Arbalète, à l'École de Pharmacie ou à l'Académie impériale, rue des Saints-Pères.

» Il va sans dire, que, pour justifier pleinement l'espèce d'appel que vous faites à une nouvelle Société savante, vous devrez, si faire se peut, apporter de nouvelles observations et de nouveaux résultats.

» Je souhaite, mon cher confrère, que vos efforts obtiennent tout le succès qu'ils méritent.

» Recevez, cher confrère, l'assurance de mes meilleurs sentiments.

» *Signé :* LECANU »

D'après cette lettre et les suivantes, j'avais tout lieu d'espérer ample dédommagement, la suite nous l'apprendra.

M. Lecanu dépose mon Mémoire à l'Académie impériale le 31 juillet 1860 et en date du 3 août 1860, je reçois de l'Académie impériale la suivante :

Le secrétaire perpétuel de l'Académie à M. Offret, *pharmacien à Nantes.*

» Monsieur,

» L'Académie a reçu dans sa séance du 31 juillet 1860, votre Mémoire manuscrit intitulé : *Observations physiologiques sur l'emploi du café selon les diverses torréfactions qu'il a subies.*

» J'ai l'honneur de vous prévenir que ce travail sera examiné, par une Commission composée de MM. Bussy et Lecanu, rapporteur.

» Agréez, M., l'assurance de ma considération très-distinguée.

» *Le secrétaire annuel*,

» *Signé :* A. Devergie. »

J'avais accompagné mon Mémoire des quatorze observations transcrites antérieurement et signées par les honorables docteurs qui ont bien voulu m'aider dans ce travail.

En date du 3 septembre 1861, M. Lecanu m'adresse de Galluis-Laqueue, Seine-et-Oise, la lettre suivante :

« Mon cher confrère,

» L'examen de votre Mémoire, plus médical que chimique, a été spécialement renvoyé à notre collègue le docteur Robin. Aussitôt mon retour à Paris, retardé par une assez grave indisposition de ma femme, j'aurai soin d'activer de mon mieux le rapport.

» A l'appui de vos présentes observations, je remettrai avec votre lettre, celles qu'elle renferme.

» Recevez l'assurance de mes affectueux sentiments.

» *Signé :* LECANU. »

Lui ayant écrit de nouveau pour le prier de presser M. le docteur Robin de me donner une solution, que depuis le 3 août 1860 j'avais soif de la vérité et que je la désirais tout entière, en date du 24 septembre 1861, je reçois de M. Lecanu la lettre suivante :

« Mon cher confrère,

» Arrivé hier à Paris, je suis allé aujourd'hui à l'Académie pour remettre à M. le docteur Robin, à qui votre Mémoire avait été renvoyé, votre lettre en date du 1er de ce mois contenant une nouvelle expérience, *il m'a dit que son rapport avait été fait et que votre Mémoire serait, d'après ses conclusions, adopté par la Compagnie, déposé dans nos archives.* Avis vous en sera donné par le secrétariat de l'Académie, mais j'ai cru devoir le devancer : ce m'était d'ailleurs une occasion que je tenais à ne pas perdre de me rappeler à votre bon souvenir et à celui de vos excellents et savants compatriotes.

» *Signé :* LECANU. »

Je prie de vouloir bien tenir compte du contenu de cette lettre dont je devais évidemment être satisfait, si la vérité ne l'avait pas détruite.

Cependant, ne recevant rien d'officiel, et désirant faire imprimer mon Mémoire, je lui écris de nouveau pour le prier d'en demander la permission à M. le secrétaire perpétuel et de m'envoyer en même temps le contenu du rapport de M. Robin; que je tenais essentiellement à savoir dans quels termes il était conçu : si c'était à forme approbative ou improbative; qu'en un mot, je voulais le connaître et avoir une réponse *officielle* en plus de sa lettre *officieuse.*

En date du 14 janvier 1862, je reçois de lui la lettre suivante et mon Mémoire *lacéré.*

« Je vous adresse votre Mémoire que m'a confié notre archiviste et que je vous prierai de me retourner dès que vous en aurez pris copie.

» Il ne m'est au contraire pas possible de vous communiquer le rapport dont il a été l'objet de la part de M. le docteur Robin, alors que j'étais encore à la campagne, puisque ce rapport, à la suite duquel votre travail a été déposé dans nos archives, a été verbal.

» Je vous renouvelle l'assurance de mes meilleurs sentiments.

» *Signé :* LECANU. »

Mécontent de cette ambiguïté et voulant savoir au juste la vérité au sujet de ce fameux rapport, j'en réfère à M. le secrétaire perpétuel de l'Académie et en date du 24 janvier dernier, je reçois la lettre suivante :

« *Le secrétaire perpétuel de l'Académie a l'honneur d'informer M. Offret, que son Mémoire sur le café a été déposé aux archives, par M. Robin, avec l'annotation suivante : Les observations rapportées dans ce travail, ayant été faites dans des conditions telles qu'elles ne peuvent être répétées et manquant d'une précision suffisante pour qu'il soit possible d'en tirer des conclusions, il n'y a pas lieu d'en faire l'objet d'un rapport.* »

Le voilà donc ce fameux rapport dont M. Lecanu ne voulait pas me donner connaissance, et c'est là la vérité ! Et pour faire éclore une telle annotation qui demande un quart-d'heure, on me berne avec force promesses pendant dix-huit mois !

D'une telle conduite j'en appelle au jugement de mes lecteurs, et j'en formule nettement mon opinion à M. Lecanu et à M. Robin qui ne me croit pas assez honorable pour mériter une réponse. Je reçois de M. Lecanu celle de condoléance suivante en réponse aux reproches que je lui adressai, après réception de la lettre du secrétaire perpétuel.

« *Paris, ce* 25 *janvier* 1862.

» Mon cher confrère,

» En déposant sur le bureau de l'Académie pour qu'elle en fît l'objet d'un rapport, votre travail sur le café, je m'étais conformé à vos intentions.

» Ce travail a été de la part de M. le docteur Robin et alors que la maladie de ma femme me retenait loin de Paris, l'objet d'un rapport qui n'a répondu ni à vos espérances ni à mes désirs.

» Pour vous épargner le déboire d'en connaître les termes, lorsque vous m'avez prié de vous retourner votre Mémoire, j'ai pris soin d'en détacher la première feuille sur laquelle étaient écrites les lignes dont notre secrétaire perpétuel vous a plus tard transmis la copie et me suis contenté de vous annoncer le dépôt aux archives.

» Je ne puis aujourd'hui que vous exprimer mes regrets de l'insuccès de vos efforts et vous engager à adresser au rapporteur les observations que son rapport vous semblerait soulever.

» Je vous renouvelle l'assurance de mes sentiments les meilleurs.

» *Signé :* Lecanu. »

J'ai eu l'honneur d'en référer à M. le Président de l'Académie impériale en date du 9 février 1862, je lui ai détaillé les faits, je lui ai demandé justice, *je lui ai pourtant payé le port,* par conséquent ma lettre n'a pas pu être refusée, et le silence apporté à ma réclamation me semble basé sur le titre de confrère en qualité d'académicien qui veut dire protection pour ses égaux *même fautifs,* car je n'ai pas été plus honoré de réponse en lui adressant une lettre personnelle à son domicile respectif.

C'est en agissant ainsi, que M. le président, les membres et les rapporteurs de l'Académie impériale encouragent les hommes qui ont à cœur d'être utiles à leurs semblables et d'enrichir la science de faits nouveaux, qui, je crois, méritent cependant l'attention des savants, chargés de soulager l'humanité souffrante.

Nantes, le 3 mars 1862.

OFFRET,
Pharmacien, P.

NOTA. — Désirant établir, d'une manière péremptoire, la propriété de l'huile volatile proprement dite, j'ai aussi soumis à l'action de l'éther 250 grammes de café fortement torréfié, contenant *l'huile pyrogénée,* et je n'ai pu obtenir que 15 grammes d'huile au lieu de 30 grammes qu'avait produits le café peu torréfié. Cette huile, moitié fixe, moitié volatile, a une odeur peu agréable, une saveur âcre, caustique, happant à la langue et à la gorge, tandis que l'autre a un parfum et une saveur très-agréables.

L'infusé de ce café donne un liquide bien plus coloré, vu la plus grande quantité de matière extractive dissoute; il nécessite plus de sucre, vu l'amertume, et évidemment ses propriétés doivent être différentes.

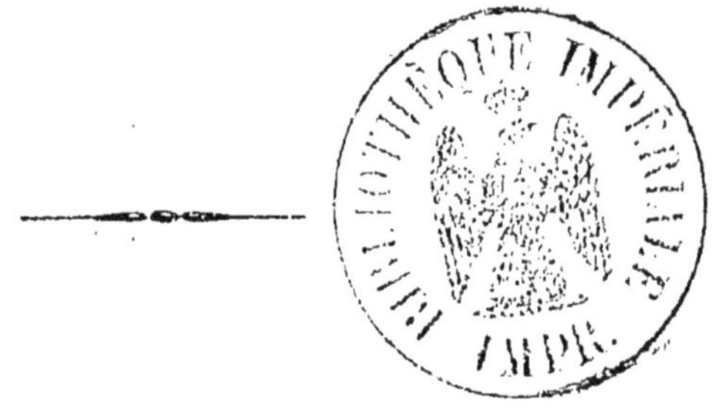

Nantes, imp. VINCENT FOREST et ÉMILE GRIMAUD, pl. du Commerce, 1.

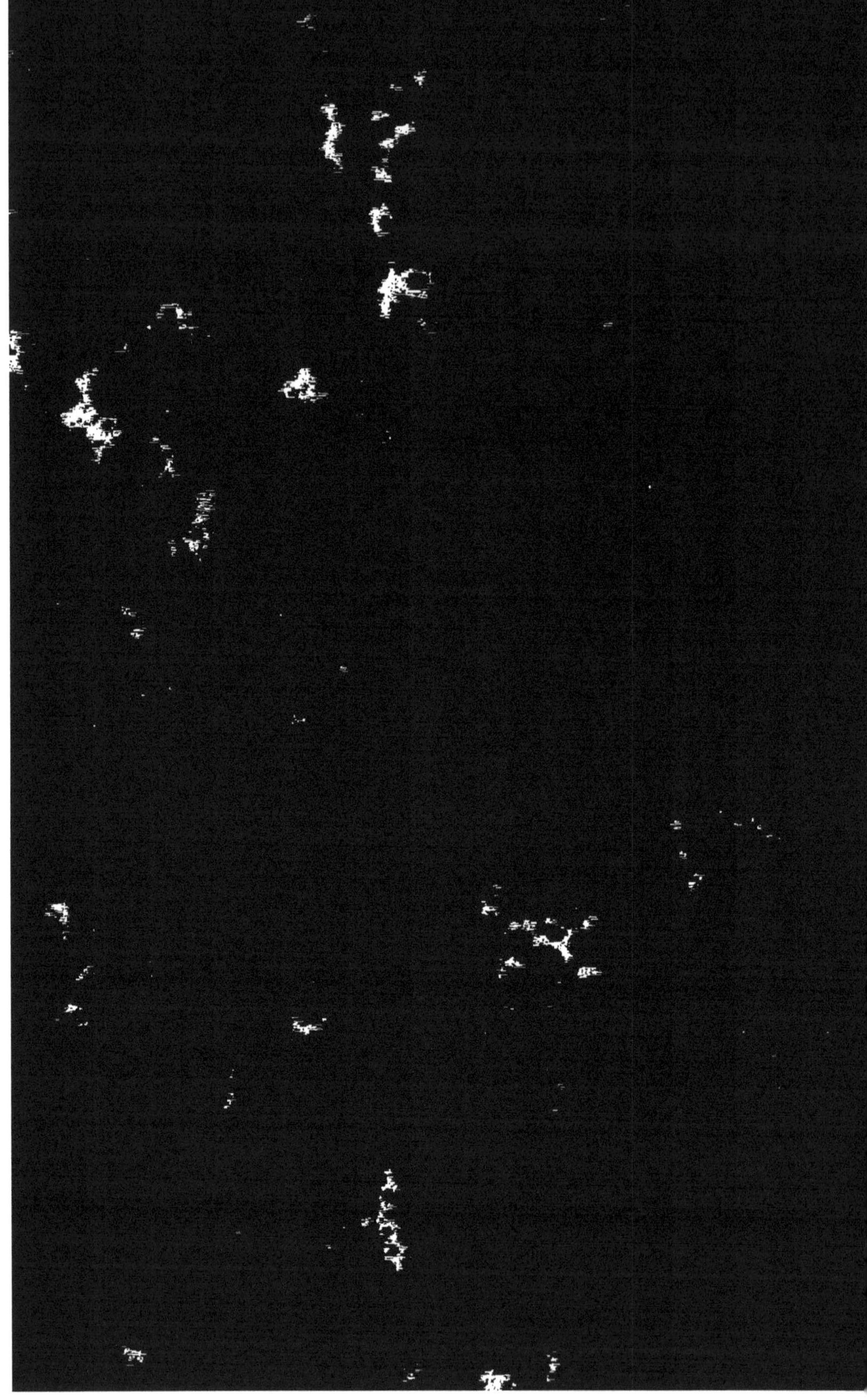

www.ingramcontent.com/pod-product-compliance
Ingram Content Group UK Ltd.
Pitfield, Milton Keynes, MK11 3LW, UK
UKHW012300240726
13966UKWH00004B/1527

9 782011 764041